Chittepu Obula Reddy
Yanamandra Sai Shriya
Vanga Sri Varsha, Yashasvi

Papel da nanomedicina no tratamento do cancro do pulmão

Chittepu Obula Reddy
Yanamandra Sai Shriya
Vanga Sri Varsha, Yashasvi

Papel da nanomedicina no tratamento do cancro do pulmão

SÍNTESE DE NANOPARTÍCULAS PARA OTRATAMENTO DO CANCRO DO PULMÃO

ScienciaScripts

Imprint
Any brand names and product names mentioned in this book are subject to trademark, brand or patent protection and are trademarks or registered trademarks of their respective holders. The use of brand names, product names, common names, trade names, product descriptions etc. even without a particular marking in this work is in no way to be construed to mean that such names may be regarded as unrestricted in respect of trademark and brand protection legislation and could thus be used by anyone.

Cover image: www.ingimage.com

This book is a translation from the original published under ISBN 978-620-8-42438-1.

Publisher:
Sciencia Scripts
is a trademark of
Dodo Books Indian Ocean Ltd. and OmniScriptum S.R.L publishing group

120 High Road, East Finchley, London, N2 9ED, United Kingdom
Str. Armeneasca 28/1, office 1, Chisinau MD-2012, Republic of Moldova, Europe
Managing Directors: Ieva Konstantinova, Victoria Ursu
info@omniscriptum.com

Printed at: see last page
ISBN: 978-620-8-64572-4

AGRADECIMENTOS

Antes de mais, gostaríamos de expressar a nossa sincera gratidão ao ***Dr. C. V. Narasimhulu, Diretor****, e ao* ***Dr. Ashoutosh Panday, Chefe do Departamento de Biotecnologia do Chaitanya Bharathi Institute of Technology, Hyderabad****, pelo seu estimado apoio e por nos ter dado a oportunidade de realizar o nosso projeto de final de curso.*

Gostaríamos agradecer ao nosso guia interno, ***Dr. C. Obula Reddy, Professor Assistente de Biotecnologia, Instituto de Tecnologia Chaitanya Bharathi, Hyderabad****, por nos ter orientado e apoiado.*

Gostaríamos de exprimir os nossos agradecimentos cordiais à ***Dra. S. Sumithra*** *e ao* ***Dr. G. Vijay Laxmi, professores assistentes de Biotecnologia****,* ***Instituto de Tecnologia Chaitanya Bharathi, Hyderabad****, por nos terem incentivado e motivado durante toda a duração do projeto.*

Os *nossos sinceros agradecimentos a todo o pessoal não docente,* ***Sra. Kavita, Sra. Madhavi, Sr.*** *Basha&* ***Sr. Amir****, por nos ajudarem todos os dias a concluir o nosso projeto com sucesso. O seu empenho na excelência e a sua vontade de ir mais além para garantir o sucesso do projeto foram verdadeiramente inspiradores.*

Dr. Chittepu Obula Reddy Sai Shriya Yanamandra Vanga Sri Varsha Kambhampati Yashasvi

ÍNDICE

LISTA DE ABREVIATURAS

Abbreviation	Definition
Ag	Silver
AgNPs	Silver Nanoparticles
AgNSs	Silver Nanospheres
$AgNO_3$	Silver nitrate
NSCLC	Non-small cell lung carcinoma
SCLC	Small cell lung carcinoma
TPP	Tripolyphosphate
SEM	Scanning Electron Microscopy
TEM	Transmission Electron Microscopy
UV-Vis Spec	Ultraviolet- Visible Spectroscopy

RESUMO

Um desenvolvimento inventivo e ecológico na nanomedicina é a produção de nanoesferas de prata a partir da mucilagem de sementes de linho e a sua utilização no tratamento do cancro do pulmão. Ao utilizar a mucilagem de sementes de linho como fonte natural, que reduziu os iões de prata a partículas de prata à escala nanométrica, as nanoesferas de prata foram efetivamente criadas neste trabalho. As vantagens significativas desta técnica de síntese ecológica incluem o baixo impacto ambiental, a biocompatibilidade e a relação custo-eficácia. A distribuição homogénea do tamanho das nanoesferas de prata produzidas, com um diâmetro médio de 20-30 nm, foi validada por microscopia eletrónica de transmissão (TEM) e caraterização espectroscópica UV-Vis. A funcionalização das nanoesferas de prata melhorou a sua estabilidade e biocompatibilidade, ambas essenciais para o tratamento do cancro do pulmão. O potente fármaco para o cancro do pulmão, a mitomicina C, foi carregado com sucesso nas nanoesferas, apresentando propriedades de libertação sustentada do fármaco que proporcionam uma entrega precisa e regulada às células cancerígenas. Esta estratégia pode diminuir a toxicidade sistémica e aumentar a eficácia do tratamento. As nanoesferas de prata carregadas com mitomicina inibiram eficazmente a proliferação de linhas de células de cancro do pulmão (A549) em testes in vitro que avaliaram a sua citotoxicidade (valores IC50: Controlo-95,49; 1mM-85,6; 2mM-75,29; 3mM-58,76), os valores do efeito antioxidante e as capacidades de libertação de fármacos, realçando o seu potencial como uma tecnologia de libertação de fármacos atractiva para o tratamento do cancro do pulmão. A produção ecologicamente responsável de nanoesferas de prata a partir da mucilagem de sementes de linho e a sua utilização como transportadores de fármacos para a mitomicina constituem uma forma única de aumentar a eficácia da quimioterapia, reduzindo simultaneamente os efeitos adversos. Para avaliar a segurança e a eficácia deste novo método de administração de medicamentos para uso clínico, são necessárias investigações adicionais e estudos in vivo. Este é um passo importante para uma terapia mais eficiente e duradoura para o cancro do pulmão.

Palavras-chave: *Nanomedicina, Nanosfera de prata, Mucilagem de sementes de linho, Tratamento do cancro do pulmão, Mitomicina C, Síntese verde, Libertação de fármacos.*

REPRESENTAÇÃO ESQUEMÁTICA DO CONJUNTO DA OBRA

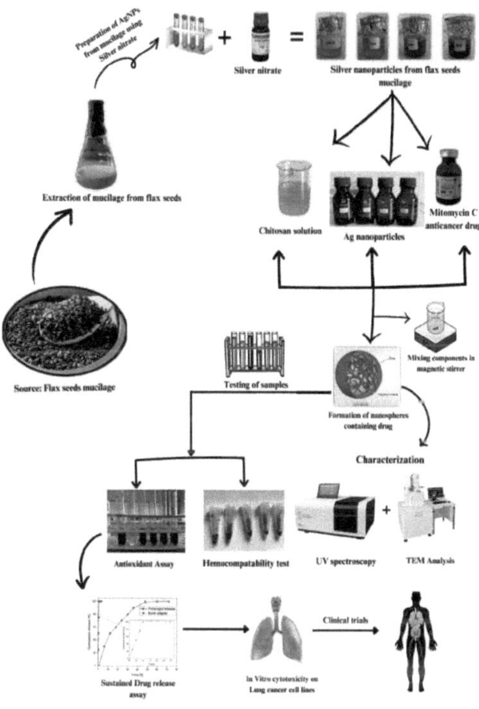

1. FINALIDADE E OBJECTIVOS

O cancro do pulmão, dividido nos tipos carcinoma do pulmão de células não pequenas (NSCLC) e carcinoma do pulmão de células pequenas (SCLC), é causado principalmente pelo tabagismo e apresenta sintomas como tosse persistente e dores no peito. É fundamental explorar a nanotecnologia para vias de tratamento, nomeadamente utilizando nanoesferas para terapia celular direcionada. Este estudo tem objectivos:

• Sintetizar nanoesferas de prata a partir de um modelo natural, como as sementes de linhaça, utilizando um método amigo do ambiente e económico.

• Funcionalizar a nanoesfera de prata para aumentar a sua estabilidade e biocompatibilidade para utilização como veículos de administração de fármacos antineoplásicos.

• Realizar estudos in vitro para avaliar a citotoxicidade das nanoesferas de prata carregadas com o medicamento Mitomicina e a sua eficácia na inibição do crescimento das células do cancro do pulmão.

2. NOVIDADE DO TRABALHO

Fonte de nanopartículas: Síntese de nanopartículas de Ag a partir de mucilagem de sementes de linho. A mucilagem é um polissacárido solúvel em água. Estima-se que a mucilagem contenha cerca de 4-20% de proteínas. São proteínas de armazenamento, como as globulinas e as albuminas, que têm potenciais benefícios para a saúde. Estas proteínas ajudam a reduzir os níveis de colesterol, a melhorar o controlo do açúcar no sangue e a reforçar o sistema imunitário. Os iões de prata em AgNO3 são reduzidos a nanopartículas de prata na presença de mucilagem. Estas nanopartículas sintetizadas a partir de mucilagem são mais pequenas e uniformes, bons emulsionantes, eficientes, biocompatíveis, biodegradáveis e têm maior capacidade de carga de fármacos.
Veículo de entrega de fármacos: Formulação das nanopartículas de Ag sintetizadas a partir de sementes de linho em nanoesferas utilizando um polímero de quitosano. As nanoesferas revestidas com quitosano têm propriedades mucoadesivas, que contribuem para a absorção e aumentam a acumulação intracelular de fármacos administrados por estas nanoesferas. A interação entre o quitosano catiónico e a mucina aniónica é pelas propriedades mucoadesivas, o que prolonga o tempo de contacto entre os fármacos encapsulados e a superfície de absorção e, subsequentemente, prolonga a meia-vida de depuração do fármaco, o que, por sua vez, melhora a absorção.
Fármaco anticancerígeno: Incorporação de Mitomicina C nas nanoesferas de prata formuladas. O tripolifosfato de sódio (TPP) é um detergente utilizado para manter a estabilidade das nanoesferas revestidas com quitosano. Actua também como agente de ligação cruzada entre o quitosano e os derivados, o que torna mais segura a produção de agentes terapêuticos termossensíveis. O Tween 20 é também outro detergente utilizado para evitar a agregação/aglomeração de partículas.
Tratamento do cancro: Tratamento de linhas celulares de cancro do pulmão (A549) com a ajuda de veículos de entrega de medicamentos preparados a partir de mucilagem de sementes de linho que transportam o medicamento anticancerígeno.

3. INTRODUÇÃO

O cancro é uma doença complexa com muitas manifestações diferentes, cada uma com caraterísticas e modalidades terapêuticas únicas. Sarcoma, linfoma, leucemia e carcinoma são as quatro formas primárias de cancro. Os tecidos epiteliais que delimitam os órgãos e as cavidades corporais, incluindo a pele, os pulmões, a mama e o cólon, são a fonte do carcinoma. O sarcoma desenvolve-se em tecidos conjuntivos como o osso, a cartilagem, a gordura, o músculo e os vasos sanguíneos. A leucemia provoca um aumento anormal de glóbulos brancos, afectando a medula óssea e o sangue. O sistema linfático, que inclui o baço, os gânglios linfáticos e outros tecidos linfóides, é onde o linfoma começa. As melhorias na investigação e nas abordagens de tratamento prometem melhores resultados e uma melhor qualidade de vida para
doentes com cancro, mesmo que cada variedade tenha o seu próprio conjunto de dificuldades.

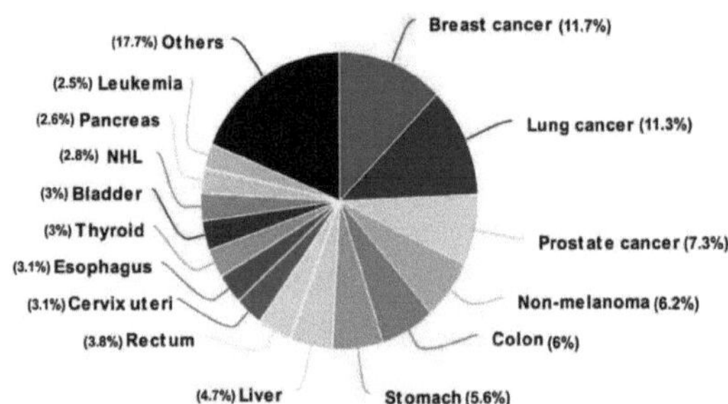

Figura 3.1: Estatísticas do cancro em 2023.

Um tipo de cancro que começa quando células aberrantes proliferam nos pulmões de forma descontrolada é o cancro do pulmão. Trata-se de uma doença perigosa que tem potencial para ser fatal, sendo responsável por 18,4% de todas as mortes por cancro. Apenas 15% dos doentes com cancro do pulmão conseguem sobreviver cinco anos após o diagnóstico, sendo que 70% dos doentes apresentam uma doença avançada no momento do diagnóstico

(Carrasco-Esteban et al., 2021). Falta de ar, peito desconforto e uma tosse persistente são sinais de cancro do pulmão. O carcinoma do pulmão de células pequenas (SCLC) e o carcinoma do pulmão de células não pequenas (NSCLC) são as duas formas mais prevalentes de cancro do pulmão. O tipo mais prevalente de cancro do pulmão é o cancro do pulmão de células não pequenas. Desenvolve-se e dissemina-se mais lentamente do que o cancro do pulmão com células minúsculas. A cirurgia é efectuada para remover os cancros do pulmão de células não pequenas que não se espalharam para fora pulmão. No caso de tumores malignos mais avançados, a cirurgia também pode ser efectuada em conjunto com quimioterapia e radioterapia. Para reduzir o tamanho do tumor e impedir que as células cancerosas se espalhem pela corrente sanguínea, estas terapias também podem ser administradas antes da cirurgia. Trata-se de um tratamento neoadjuvante. O tabagismo é a causa do carcinoma do pulmão de pequenas células em quase todos os casos. Em comparação com o carcinoma do pulmão de células não pequenas, este espalha-se muito mais rapidamente e cresce rapidamente. A quimioterapia é o tratamento mais utilizado para o cancro do pulmão de pequenas células porque mata as células cancerosas do pulmão que podem ter migrado para fora do pulmão, circulando por todo o corpo. Quando o tumor está limitado ao pulmão e outras partes do tórax, o tratamento por radiação é por vezes utilizado em conjunto com a quimioterapia. Também é possível prevenir ou curar o cancro do pulmão de pequenas células com metástases (disseminação para o cérebro) através da radioterapia. O exame físico, a história clínica e métodos de imagiologia, incluindo a tomografia computorizada (TC), a ressonância magnética (RM), a tomografia por emissão de positrões (PET), a RM e a combinação PET-CT, são alguns dos procedimentos utilizados para diagnosticar o cancro do pulmão. O método mais comum de todas as modalidades de imagiologia para determinar a localização e a dimensão dos tumores pulmonares, estadiar com precisão a doença e identificar nódulos pulmonares ambíguos é a PET-CT combinada. Para o melhor tratamento possível dos tumores malignos do pulmão, é necessária uma abordagem terapêutica eficaz, para além da deteção precoce. O cancro do pulmão é frequentemente tratado com uma variedade de técnicas terapêuticas, como a imunoterapia, a quimioterapia, a radiação e a radiocirurgia. O estado funcional do doente, o estádio e o tipo histológico do cancro influenciam a melhor forma de tratamento do cancro do pulmão. A cirurgia, que é o método de eleição para tratar os tumores malignos do pulmão, não é adequada para os cancros do pulmão metastáticos ou em fase avançada. Nos casos em que os tumores do pulmão tenham migrado para outros tecidos e não possam ser removidos cirurgicamente, a radiação e a quimioterapia têm sido historicamente as opções de tratamento mais eficazes (Carrasco-Esteban et al., 2021). Entre estes métodos, a quimioterapia continua a ser o tratamento mais utilizado, e os medicamentos quimioterapêuticos mais eficazes são os sintéticos, como as antraciclinas. As quatro antraciclinas mais utilizadas são a daunorrubicina, a doxorrubicina, a idarubicina e a epirrubicina. No entanto, a cardiotoxicidade, as náuseas e a alopecia, efeitos secundários graves que resultam de danos não específicos causados pela quimioterapia, surgiram como a principal barreira terapêutica (Mottaghitalab et al., 2019). O desenvolvimento de novas técnicas com menos efeitos secundários e uma melhor eficácia de deteção e tratamento é necessário devido às deficiências dos sistemas actuais, que incluem uma eficácia e invasividade fracas, apesar dos avanços nos instrumentos de diagnóstico e terapêuticos para o cancro do pulmão (Yee Kuen et al., 2022).

A manipulação da matéria à escala nanométrica, ou seja, com dimensões entre um e cem nanómetros, é conhecida como nanotecnologia. Um dos subprodutos mais significativos da nanotecnologia são as nanopartículas, que têm várias utilizações, como a administração de medicamentos, a imagiologia e o diagnóstico. Quando comparadas com os métodos convencionais de administração de medicamentos, as nanopartículas apresentam várias vantagens. Podem ser fabricadas para atingir determinadas células ou tecidos, o que pode aumentar a eficácia da medicação e reduzir os efeitos adversos (Afzal et al.,

2022). Além disso, os medicamentos que são frequentemente instáveis ou difíceis de administrar podem ser administrados através de nanopartículas. Os fármacos podem ser administrados em zonas do corpo através do seu revestimento em nanoesferas. Uma vez que o medicamento pode agora ser administrado diretamente no tumor, isto pode ajudar a tratar o cancro (Diez et al., 2021). Os medicamentos podem também ser administrados a outras zonas do corpo, como o cérebro ou os olhos, utilizando nanoesferas. Além disso, está a ser feita investigação sobre a utilização de nanoesferas para imagiologia. Os agentes de contraste para imagiologia por ressonância magnética (MRI) e outros métodos de imagiologia podem ser fabricados com nanoesferas. Isto pode facilitar a visualização de tumores e outras anomalias pelos profissionais de saúde.Outra utilização das nanoesferas é a engenharia de tecidos. É possível construir andaimes para o desenvolvimento de tecidos utilizando nanoesferas. Isto pode ser aplicado para gerar novos tecidos ou restaurar tecidos danificados. As nanoesferas são muito promissoras, mas ainda há alguns problemas que precisam de ser resolvidos. A toxicidade das nanoesferas é um dos problemas. Se as nanoesferas não forem construídas de forma adequada, podem ser perigosas para as células. Uma outra dificuldade é a estabilidade das nanoesferas. A degradação das nanoesferas ao longo do tempo pode afetar a sua capacidade de realizar muitas tarefas, incluindo a administração de medicamentos. Apesar destas dificuldades, as nanoesferas são uma tecnologia nova e prometedora, com uma vasta gama de utilizações possíveis. Espera-se que as nanoesferas tenham maiores aplicações na medicina e noutros sectores à medida que este campo de estudo progride (Patra et al., 2018). Para resolver este problema, as abordagens para a administração de medicamentos à medida têm suscitado grande interesse. Os transportadores de medicamentos podem administrar fármacos nos pulmões, prolongar a sua duração, regular a sua dose terapêutica e reduzir o risco de efeitos secundários e complicações para os doentes. Esta abordagem orientada fornece o medicamento terapêutico ao local afetado, impedindo-o de atingir tecidos e órgãos não visados. Uma vasta gama de dispositivos à escala nanométrica da nanotecnologia pode ser utilizada em ambientes médicos. Entre estes, os nanocarreadores revolucionaram o sector da administração de fármacos. Estes nanocarreadores foram criados para abrandar a libertação de medicamentos, prolongar a sua duração de ação e proteger as moléculas terapêuticas de serem eliminadas pelas células fagocíticas e, em última análise, destruídas precocemente (Sharma et al., 2019). Graças às nanopartículas, os fármacos terapêuticos podem agora ser cuidadosamente introduzidos nos tecidos, reduzindo a necessidade de ajustes frequentes da dosagem e aumentando a adesão dos doentes ao tratamento pulmonar.

Quando utilizadas como sistema de administração de medicamentos (DDS), as nanopartículas podem aumentar a meia-vida do medicamento, aumentar a solubilidade de alguns medicamentos hidrofóbicos e libertar o medicamento de forma gradual ou constante. As nanopartículas que respondem a estímulos podem também ajudar a controlar a biodistribuição e a diminuir a toxicidade dos medicamentos. As primeiras nanopartículas a serem identificadas, os lipossomas, foram utilizadas como transportadores de proteínas e medicamentos década de 1960 (Dang et al., 2020).

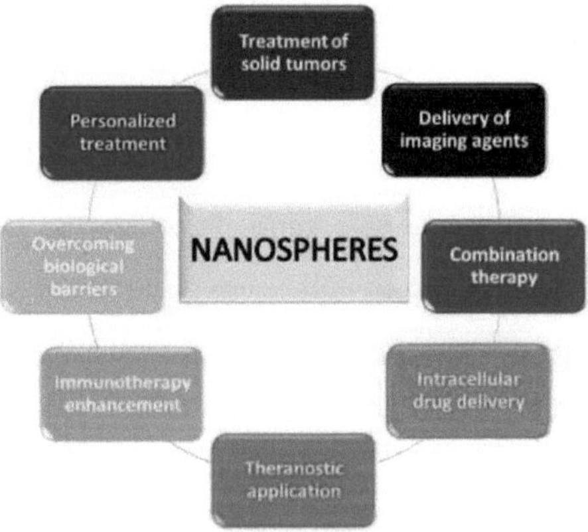

Figura 3.2: Aplicações das nanoesferas na administração de medicamentos.

Embora a aplicação da nanotecnologia na medicina ainda esteja a dar os primeiros passos, foram observados vários resultados encorajadores. O primeiro nanomedicamento para o tratamento de uma doença genética rara foi autorizado FDA em 2018. O Onpattro é um medicamento que fornece um vetor de terapia genética às células do fígado utilizando nanopartículas. Estão a ser desenvolvidos muitos outros nanomedicamentos para uma série de doenças, como doenças infecciosas, doenças cardíacas e cancro, em ensaios clínicos. É bastante provável que muitos mais nanomedicamentos venham a ser autorizados para utilização clínica nos próximos anos, uma vez que o domínio da nanotecnologia na medicina tem um futuro muito promissor (Younis et al., 2022). Tendo em conta todos estes factos, tem havido uma procura crescente nos últimos anos para o desenvolvimento de novas estratégias para a prossecução de uma terapia específica do cancro. Os sistemas de administração de fármacos baseados em nanopartículas têm demonstrado benefícios no tratamento e gestão do cancro, demonstrando uma boa farmacocinética, uma orientação precisa, menos efeitos adversos e uma menor resistência aos fármacos. Desde o advento da nanotecnologia, muitos fármacos nanoterapêuticos têm sido amplamente distribuídos e comercializados e, desde 2010, um grande número de outros atingiu a fase clínica. Os fármacos nanoterapêuticos melhoraram a resistência antitumoral a múltiplos fármacos (MDR) e a administração de fármacos, facilitando o tratamento combinado de medicamentos e suprimindo os processos de resistência aos fármacos. De acordo com (Garvas et al., 2021), esta combinação demonstrou ser uma amálgama mais bem sucedida para produzir uma variedade de ferramentas de diagnóstico e melhores terapias.

A prata tem caraterísticas físicas, químicas e biológicas notáveis à escala nanométrica. As AgNPs têm utilizações significativas no tratamento de águas, eletrónica, catálise química, biossensores, biotecnologia, bioengenharia, medicina, engenharia têxtil e outros bens de consumo que utilizam prata. São também utilizadas como marcadores celulares. As AgNPs tornaram-se as nanopartículas (NPs) mais populares mercado atual devido à sua potente atividade antibacteriana e às suas caraterísticas biocidas únicas. Vários procedimentos de síntese, tais síntese química via microemulsão, redução química, irradiação ultra-sônica, síntese eletroquímica, e mais, foram propostos para a fabricação de nanopartículas metálicas, como AgNPs (Garnica-Romo et al.,2021). A mucilagem da linhaça, que é apreciada pelos seus usos nutricionais e industriais, tem um potencial largamente inexplorado. Esta mucilagem, que é composta por proteínas e polissacáridos, é promissora como meio de produção de nanopartículas de prata (AgNPs). Os seus polissacáridos, que são extraídos por imersão em água, incluem grupos funcionais que podem reduzir compostos químicos, e as proteínas que os melhoram a estabilidade. Ao contrário das técnicas tradicionais que necessitam de agentes estabilizadores devido à utilização de ácido ascórbico ou de compostos fenólicos, a mucilagem da linhaça proporciona tanto a redução como a estabilização na sua estrutura molecular. Este método inovador utiliza a proteína extraída para proporcionar estabilidade e os grupos funcionais de açúcares na mucilagem para facilitar a redução. Esta abordagem de síntese amplia a gama de metodologias de síntese de nanopartículas sustentáveis, oferecendo potencial para a criação de AgNP biocompatível com estabilidade coloidal aprimorada e caraterísticas antibacterianas (Garnica-Romo et al., 2021).

4. REVISÃO DA LITERATURA

A produção de nanoesferas apresenta um grande potencial para o tratamento do cancro do pulmão, uma doença que continua a ser um grande problema de saúde a nível mundial. Devido ao seu carácter não específico, as abordagens de tratamento padrão, como a quimioterapia, podem ter efeitos secundários graves e o cancro do pulmão é frequentemente identificado em fases avançadas. As nanoesferas proporcionam um mecanismo de administração de medicamentos direcionado, o que constitui um novo método para resolver estes problemas. Normalmente com dimensões na ordem dos nanómetros, estas pequenas estruturas esféricas podem conter potentes medicamentos anticancerígenos e são concebidas para libertar o seu conteúdo apenas no interior das células cancerígenas do pulmão. Para além de melhorar a eficácia do tratamento, esta precisão na administração dos medicamentos minimiza os danos nos tecidos saudáveis, o que reduz a toxicidade sistémica e os efeitos adversos. Na luta contra esta terrível doença, a utilização de nanoesferas no tratamento do cancro do pulmão oferece uma nova e promissora direção para os resultados dos doentes e para a qualidade global dos cuidados de saúde. Para utilizar esta nova estratégia na prática clínica, são necessários mais estudos e avanços nesta área (Yu et al., 2021).

4.1. Utilização de nanopartículas no diagnóstico e tratamento do cancro do pulmão

Embora se tenham registado melhorias na deteção e no tratamento do cancro do pulmão, são essenciais novas abordagens para a identificação precoce e eficaz dos tumores e para a sua terapia. Os sistemas nanoparticulados com caraterísticas adequadas de biocompatibilidade, biodegradabilidade, estruturais e biológicas têm suscitado recentemente um maior interesse por esta razão, devido aos avanços da nanotecnologia. Ao dirigirem os medicamentos para o microambiente tumoral através de uma orientação ativa ou passiva, os sistemas nanoparticulados embelezados com vários grupos funcionais e agentes de orientação melhoram a biodistribuição dos medicamentos e aumentam a eficácia terapêutica e a capacidade de diagnóstico.

Estes métodos melhoram a internalização do fármaco no local alvo, melhorando o impacto da permeabilidade e da retenção (EPR), o que também reduz a toxicidade não específica dos medicamentos anticancerígenos. Além disso, as nanopartículas facilitam o diagnóstico rápido e simples dos tumores pulmonares, melhoram a estabilidade e a biodisponibilidade dos medicamentos anticancerígenos, regulam a taxa de libertação do fármaco ao longo do tempo e permitem um tratamento rápido e específico do cancro. Até à data, têm sido utilizados muitos sistemas nanoparticulados para fornecer compostos imagiológicos e terapêuticos às células cancerosas do pulmão. Estes sistemas são baseados em NPs lipídicas, naturais, sintéticas, orgânicas, inorgânicas e virais com diferentes caraterísticas estruturais, morfológicas e físico-químicas (Mottaghitalab et al., 2019).

Tanto as nanopartículas (NPs) poliméricas sintéticas como as naturais têm demonstrado resultados encorajadores no aumento da eficácia terapêutica dos fármacos anticancerígenos e da capacidade de diagnóstico dos tumores pulmonares. Isto deve-se à sua capacidade de regular com precisão as taxas de libertação de fármacos, de fornecer diretamente agentes de imagem ao local alvo e de ser convenientemente administrado por via oral, intravenosa e por inalação (Mottaghitalab et al., 2019).

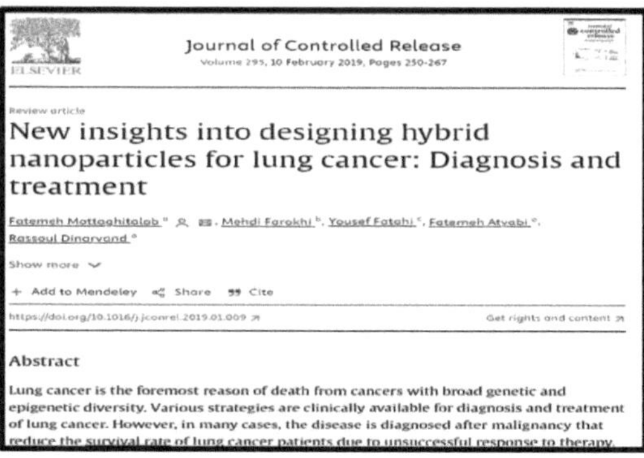

ELSEVIER

Journal of Controlled Release
Volume 295, 10 February 2019, Pages 250-267

Review article

New insights into designing hybrid nanoparticles for lung cancer: Diagnosis and treatment

Fatemeh Mottaghitalab [a], Mehdi Farokhi [b], Yousef Fatahi [c], Fatemeh Atyabi [e], Rassoul Dinarvand [e]

Show more

+ Add to Mendeley Share Cite

https://doi.org/10.1016/j.jconrel.2019.01.009 Get rights and content

Abstract

Lung cancer is the foremost reason of death from cancers with broad genetic and epigenetic diversity. Various strategies are clinically available for diagnosis and treatment of lung cancer. However, in many cases, the disease is diagnosed after malignancy that reduce the survival rate of lung cancer patients due to unsuccessful response to therapy.

Figura 4.1: Artigo de revisão de Mottaghitalab et al., 2019.

4.2. Vantagens das nanopartículas de prata da mucilagem de sementes de linho

Tradicionalmente, as sementes de linho têm sido consumidas pelos seres humanos. As sementes de linho têm potencial industrial, medicinal e nutricional devido ao seu elevado teor de proteínas e óleo. No entanto, ainda não foi revelada informação sobre outro componente químico intrigante das AgNPs encontradas nas de linho. Seis camadas são endosperma e pelo revestimento da semente de linho. A mucilagem encontra-se no material da parede secundária na camada mais externa da casca da semente. Dois polissacáridos, um neutro (cerca de 75%) e outro ácido, constituem a mucilagem (Garnica-Romo et al.,2021). A imersão da semente em água liberta a mucilagem do invólucro da semente. Normalmente, a proteína e a mucilagem interagem. A proteína é frequentemente removida da semente juntamente com a mucilagem. Os grupos funcionais incluídos nos componentes da proteína e da mucilagem podem servir como dadores de hidrogénio ou de electrões, reduzindo produtos químicos ou metais como a prata iónica para formar AgNPs. É crucial sublinhar que a mucilagem da semente de linho é uma fonte que ainda não foi completamente investigada. Uma vez que contém vários grupos funcionais, incluindo carboxilo e OH, que podem reduzir, pode ser uma óptima escolha para a síntese de AgNPs. A existência de uma proteína contendo grupos funcionais de aminoácidos como NH, COOH e SH, que também pode reduzir e estabilizar AgNPs. Ao reduzir o AgNO3 com proteínas do leite, podem ser obtidas nanopartículas de prata estáveis que melhoraram a estabilidade coloidal, alta biocompatibilidade e atividade antibacteriana (Garnica-Romo et al., 2021).

4.3. Relação entre o quitosano e a mitomicina C

As qualidades mucoadesivas das nanoesferas revestidas de quitosano melhoram a acumulação intracelular e ajudam na absorção medicamentos que transportam. As qualidades mucoadesivas do quitosano catiónico e da mucina aniónica combinam-se para prolongar a duração do contacto entre os fármacos encapsulados e a superfície de absorção. Isto, por sua vez, prolonga a meia-vida de eliminação do fármaco e melhora a absorção. A propriedade porosa das nanoesferas promove o encapsulamento do fármaco anticancerígeno, mitomicina C. As propriedades mucoadesivas ajudam a identificar o muco nos pulmões e entregam o fármaco ao local alvo (Kolawole et al., 2019). A mitomicina C é um agente alquilante, o que significa que se liga ao ADN e impede a proliferação das células; ajuda a diminuir os tumores e a aumentar as taxas de sobrevivência dos doentes com cancro do pulmão. Ao criar ligações cruzadas entre as duas cadeias de ADN, a célula cancerosa tem em dividir-se e reproduzir o seu ADN. Como as células cancerosas do pulmão têm grandes níveis de guanina e citosina no seu ADN, a mitomicina C é mais eficaz contra elas (Kolawole et al., 2019).

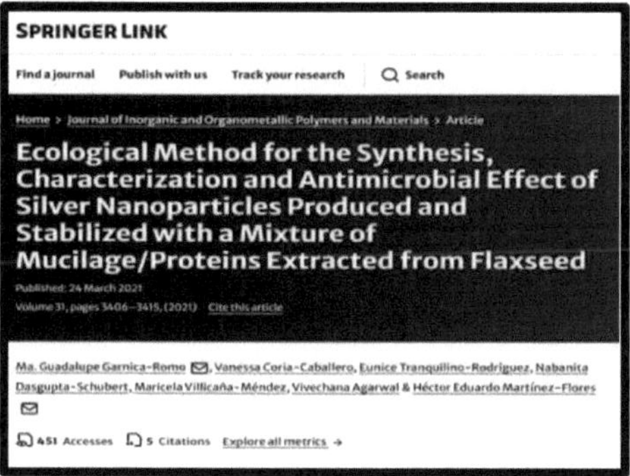

SPRINGER LINK

Find a journal Publish with us Track your research Search

Home > Journal of Inorganic and Organometallic Polymers and Materials > Article

Ecological Method for the Synthesis, Characterization and Antimicrobial Effect of Silver Nanoparticles Produced and Stabilized with a Mixture of Mucilage/Proteins Extracted from Flaxseed

Published: 24 March 2021

Volume 31, pages 3406–3415, (2021) Cite this article

Ma. Guadalupe Garnica-Romo, Vanessa Coria-Caballero, Eunice Tranquilino-Rodríguez, Nabanita Dasgupta-Schubert, Maricela Villicaña-Méndez, Vivechana Agarwal & Héctor Eduardo Martínez-Flores

451 Accesses 5 Citations Explore all metrics →

Figura 4.2: Artigo de investigação de Garnica-Romo et al., 2021.

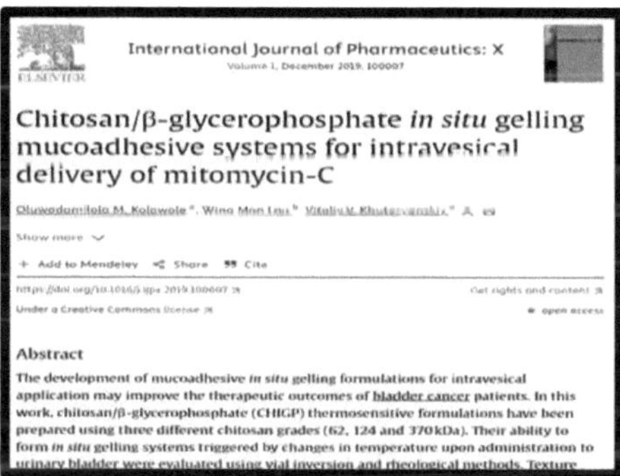

ELSEVIER

International Journal of Pharmaceutics: X

Volume 1, December 2019, 100007

Chitosan/β-glycerophosphate *in situ* gelling mucoadhesive systems for intravesical delivery of mitomycin-C

Show more

Add to Mendeley Share Cite

Under a Creative Commons license open access

Abstract

The development of mucoadhesive *in situ* gelling formulations for intravesical application may improve the therapeutic outcomes of bladder cancer patients. In this work, chitosan/β-glycerophosphate (CHIGP) thermosensitive formulations have been prepared using three different chitosan grades (62, 124 and 370 kDa). Their ability to form *in situ* gelling systems triggered by changes in temperature upon administration to urinary bladder were evaluated using vial inversion and rheological methods. Texture

Figura 4.3: Documento de investigação de Kolawole et al., 2019.

5. MATERIAIS E MÉTODOS

A maior parte dos produtos químicos e do equipamento utilizados no nosso estudo provinham da Hi Media Laboratories Pvt. Ltd., Índia, e foram-nos fornecidos pelo Departamento de Biotecnologia, Chaitanya Bharathi Institute of Technology, Hyderabad, Índia. Depois de preparadas, as amostras foram enviadas para o Kalam Institute, Hyderabad, Índia, para a realização do ensaio MTT em linhas celulares de cancro do pulmão, A549.

5.1. Materiais

Os materiais necessários para o nosso trabalho de investigação são mencionados abaixo.

5.1.1. Artigos de vidro

Todo o material de vidro utilizado para realizar o nosso projeto é apresentado na tabela 5.1.

Tabela 5.1: Material de vidro utilizado durante as experiências.

S. Não.	Artigos de vidro	Volume
1	Frascos cónicos (Borosil)	50ml e 100ml
2	Copos (Borosil)	100ml
3	Cilindro de medição (Borosil)	10ml
4	Cuvetes (Kamboj Traders)	3,5 ml
5	Frascos de âmbar (Borosil)	500ml
6	Tubos de ensaio (Borosil)	20ml
7	T Flasks (Eppendorf Índia)	25cm2 e 75cm2

5.1.2. Produtos químicos

Os vários produtos químicos utilizados no nosso estudo são apresentados no quadro 5.2.

Tabela 5.2: Produtos químicos utilizados para a realização da investigação.

S. Não.	Produtos químicos	Fazer
1	Nitrato de prata (Agno3)	Labogens Fine Indústria química
2	Cloreto de benzalcónio (BKC)	Hi Media
3	1% Quitosano	Hi Media
4	Ácido acético a 1%	Hi Media
5	Entre 20	Hi Media
6	2,2-Difenil-1-Picrilhidrazil (DPPH)	Hi Media
7	Solução de ácido ascórbico	Hi Media
8	Metanol	Hi Media
9	Ácido etilenodiamino tetra-acético (EDTA)	Hi Media
10	Ácido clorídrico 0,1N	Hi Media
11	Tripolifosfato de sódio (TPP)	PMW
12	Mitomicina Medicamento	Zydus Celexa
13	Salina	NS
14	DMEM (Dulbecco's Modified Eagles Médio)	Sigma Chemicals Co.
15	MTT [3-(4,5-Dimethylthiazol-2-yl)-2,5-Brometo de difenil tetrazólio]	Sigma Chemicals Co.
16	Tripsina	Sigma Chemicals Co.
17	EDTA Solução salina tamponada com fosfato (PBS)	Sigma Chemicals Co.
18	Soro fetal bovino (FBS)	Gibco

5.1.3. Manutenção da linha celular

As linhas celulares de cancro foram adquiridas à NCCS, Pune, e as células foram mantidas em DMEM suplementado com 10% de FBS e os antibióticos penicilina/estreptomicina (0,5 mL^{-1}), numa atmosfera de 5% de CO_2 /95% de ar a 37 ^{0}C.

5.1.4. Equipamento

O equipamento utilizado na nossa investigação é apresentado no quadro 5.3.

Tabela 5.3: Equipamento utilizado na nossa investigação.

S. Não.	Equipamento
1	Balança de pesagem
2	Centrifugadora
3	Tubos de centrifugação
4	Suporte de tubos de ensaio
5	Espátula
6	Micropipeta
7	Tubos Eppendorf
8	Conta magnética
9	Agitador magnético
10	Espectrofotómetro UV
11	Ultra-sonicador
12	Microscópio invertido
13	Placa de 96 poços
14	Hemocitómetro

5.2. Metodologia

O protocolo de investigação foi dividido em 8 etapas principais. O primeiro passo consiste em extrair a mucilagem das sementes de linho e, em seguida, foram fabricadas nanopartículas de prata a partir desta mucilagem utilizando AgNO3. Em seguida, as nanopartículas de prata foram convertidas em nanoesferas de prata, nas quais foi introduzido o fármaco mitomicina (fármaco anticancerígeno). Esta amostra final foi submetida a caraterização por espetroscopia UV e TEM (Microscópio Eletrónico de Transmissão). Além disso, foram efectuados vários testes, como o teste antioxidante, o teste de hemocompatibilidade e o ensaio MTT, para determinar o desempenho do nanocarreador (nanoesferas de prata) e do fármaco (mitomicina).

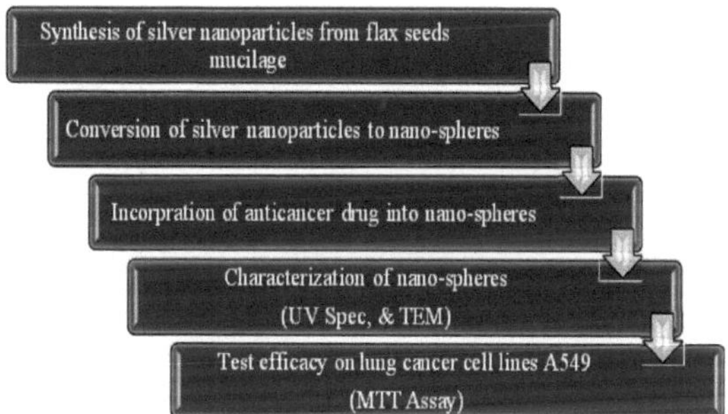

Figura 5.1: Fluxograma de trabalho do estudo de investigação.

5.2.1. Extração de mucilagem de sementes de linho

Pesadas cuidadosamente, 100 g de sementes de linho foram adicionadas a um frasco cónico de 1000 ml. As sementes foram cuidadosamente lavadas duas vezes, uma com água da torneira e outra com água destilada, para garantir a eliminação de todos os contaminantes solúveis em água. Depois de as sementes terem sido limpas, adicionaram-se 500 ml de água destilada ao balão que continha as sementes limpas. Depois disso, a mistura foi aquecida durante dez minutos, o que ajudou as sementes de linhaça a começar a produzir mucilagem. 200 ml de mucilagem foram então retirados do frasco (Garnica-Romo et al., 2021). A mucilagem extraída foi misturada com 250µl de cloreto de benzalcónio (BKC) como um passo preventivo para reduzir a possibilidade de contaminação. Este procedimento meticuloso garante que as sementes de linho sejam preparadas em mucilagem pura e clara que pode ser usada para pesquisas ou aplicações adicionais.

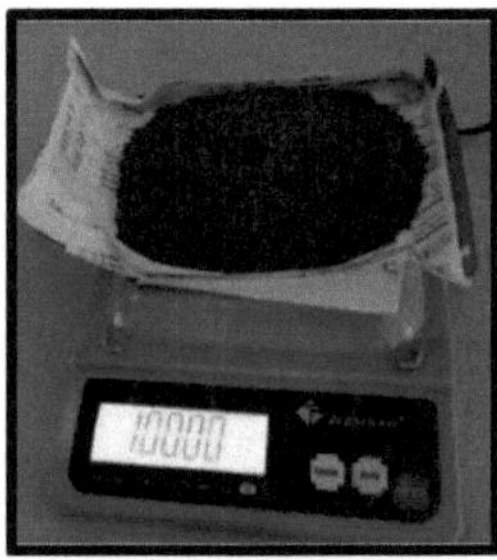

Figura 5.2: 100 gramas de sementes de linho da BB Royal.

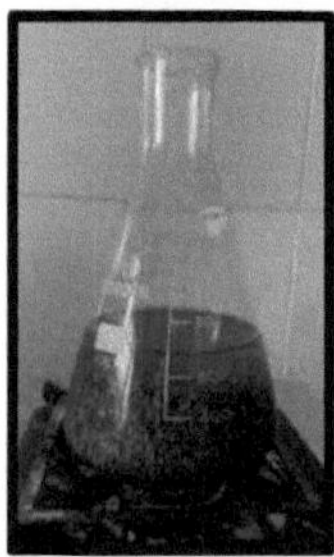

Figura 5.3: Adição de água destilada às sementes de linho e fervura para obter a mucilagem.

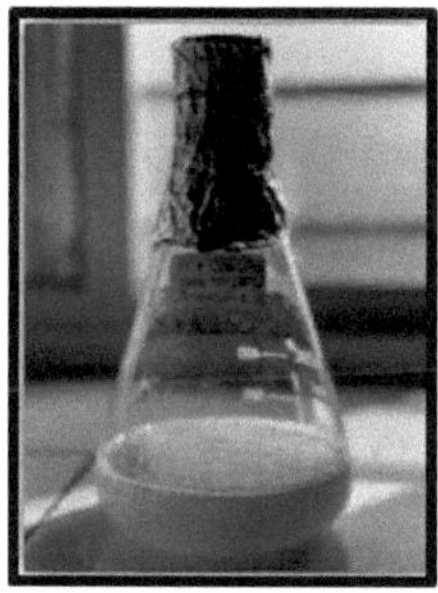

Figura 5.4: 200ml de mucilagem foram extraídos de 100g de sementes de linho.

5.2.2. Síntese de nanopartículas de prata a partir de mucilagem de sementes de linho

Foi preparada uma solução contendo três quantidades distintas de nitrato de prata ($AgNO_3$): 1mM, 2mM e 3mM. As concentrações preparadas de $AgNO_3$ foram adicionadas a quatro béqueres diferentes, cada um com 50ml de mucilagem. Em seguida, três béqueres receberam 10ml de cada concentração de $AgNO_3$, sendo que um béquer restante serviu como controle sem $AgNO_3$. Em seguida, as misturas foram incubadas no escuro até se observar uma pronunciada coloração castanho-avermelhada. Esta mudança de cor indica que os iões de prata presentes na solução de mucilagem foram reduzidos a nanopartículas de prata. O estudo do modo como a concentração do precursor influencia a criação e as propriedades das nanopartículas resultantes é possível graças à flutuação da concentração de $AgNO_3$. Além disso, a síntese de nanopartículas de prata pode ser efectuada de uma forma ecologicamente responsável, utilizando mucilagem como agente estabilizador. Este método pode também proporcionar propriedades únicas para uma série de aplicações.

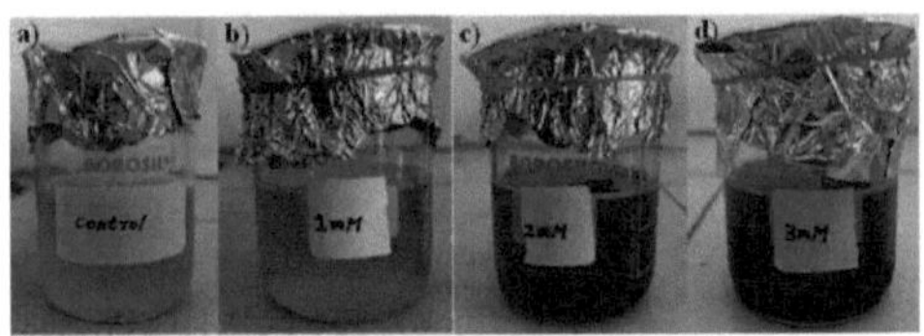

Figura 5.5: a) Amostra de controlo sem AgNO3; b) Amostra 1mM; c) Amostra 2mM; d) Amostra 3mM.

Em seguida, as amostras foram centrifugadas duas vezes, durante dez minutos de cada vez, a 6500 rpm. Depois de as nanopartículas terem sido extraídas com êxito da solução, os pellets foram cuidadosamente ressuspendidos em água destilada. Utilizando um espetrofotómetro UV, a densidade ótica (DO) das amostras ressuspensas foi determinada para verificar a existência de nanopartículas de prata. Para confirmar a formação efectiva de nanopartículas na gama de concentrações de AgNO3 examinadas, este estudo funcionou como uma etapa de verificação.

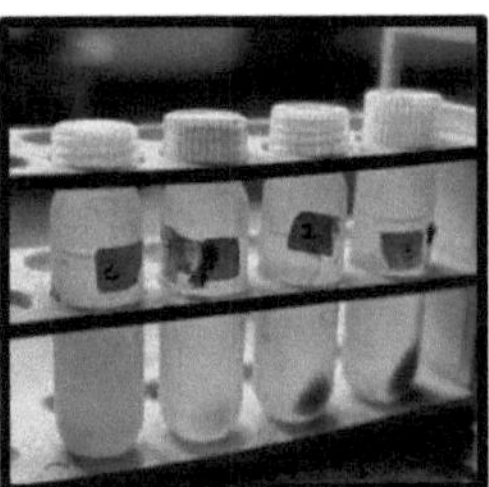

Figura 5.6: Amostras da centrifugadora.

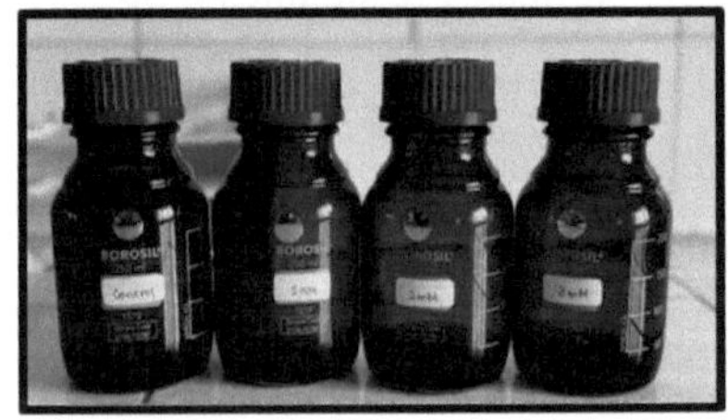

Figura 5.7: Amostras armazenadas em frascos de âmbar para condições de escuridão.

5.2.3. Conversão de nanopartículas de prata em nanoesferas

O pó de quitosano foi cuidadosamente dissolvido numa solução de ácido acético a 1% para criar a solução de quitosano. Foi vertido 1 ml da solução de quitosano em cada um dos quatro copos para realizar a experiência. As concentrações de 1mM, 2mM e 3mM da solução de amostra preparada de mucilagem e AgNO3, respetivamente, foram apresentadas em cada copo, o que constituiu uma condição experimental distinta. Foram cuidadosamente adicionados 10µl de cada amostra ao copo apropriado. Esta configuração experimental tornou possível obter sistematicamente nanoesferas de prata revestidas com quitosano de diferentes concentrações, oferecendo uma forma metódica de converter nanopartículas de prata em nanoesferas de prata.

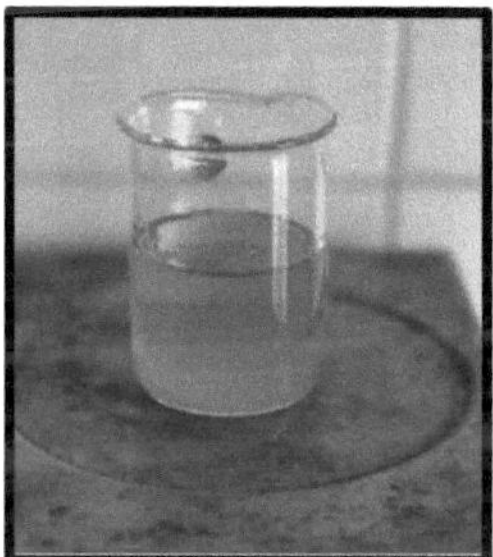

Figura 5.8: Solução de quitosano com ácido acético a 1% num agitador magnético.

5.2.4. Incorporação do medicamento mitomicina

Foram dissolvidos 8 mg de mitomicina em 8 ml de solução salina para criar a solução medicamentosa. Em seguida, foram adicionados 2 ml de solução de mitomicina a cada copo contendo nanopartículas de prata (AgNSs) revestidas com quitosano. A sonicação da mistura produziu uma dispersão homogénea. Cada copo foi preenchido com 40µl de surfactante Tween-20 para impedir a agregação das partículas. Para assegurar a estabilidade das nanopartículas, foram adicionados gradualmente 800µl de solução de tripolifosfato de sódio (TPP), gota a gota, enquanto se agitava continuamente. Com a adição de surfactante e TPP, este procedimento sequencial garantiu a absorção eficiente do fármaco nas nanoesferas de prata revestidas com quitosano, preservando a sua estabilidade e evitando a agregação.

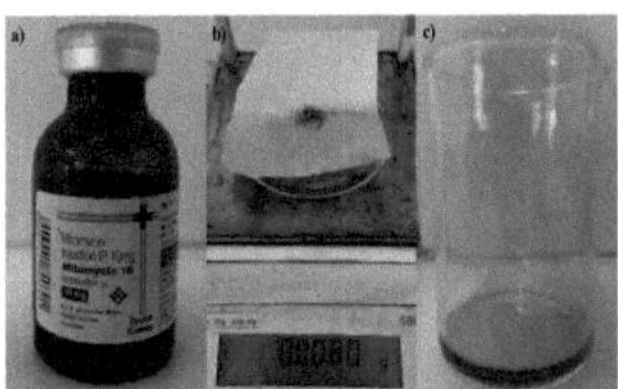

Figura 5.9: a) Fármaco mitomicina; b) 8 mg de fármaco para a amostra; c) 8 mg de fármaco em 8 ml de solução salina.

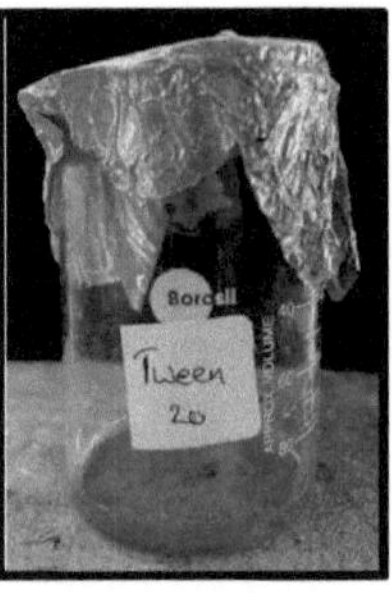

Figura 5.10: 4 ml de Tween 20 em 8 ml de água destilada.

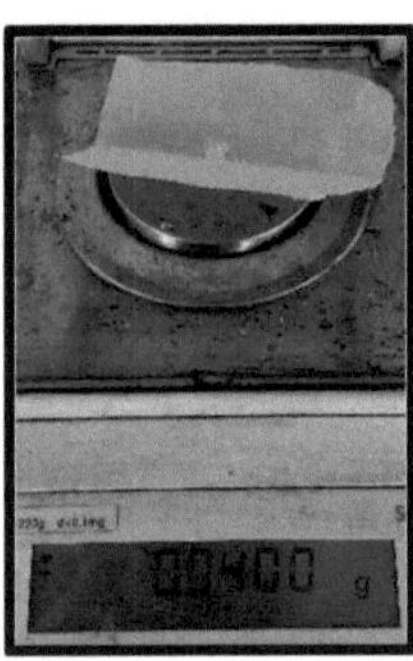

Figura 5.11: 40mg de TPP.

5.2.5. Técnicas de caraterização

As caraterísticas ópticas e a forma das nanoesferas resultantes foram exaustivamente examinadas utilizando métodos que incluem a microscopia eletrónica de transmissão (TEM) e a espetrofotometria UV, respetivamente, como nas (Figuras 6.1 a 6.6).

5.2.6. Ensaio de Antioxidantes

A capacidade dos antioxidantes para neutralizar os radicais livres é a base do teste antioxidante do 2,2-difenil-1-picrilhidrazil (DPPH). Quando em solução, o DPPH, uma molécula de radical livre estável, apresenta uma cor violeta profunda. Os antioxidantes reduzem os radicais DPPH a formas não radicais, dando-lhes átomos de hidrogénio ou electrões quando são administrados a soluções que contêm DPPH. A solução torna-se descolorida, passando de violeta a amarela, o que pode ser detectado espectrofotometricamente num determinado comprimento de onda. Foram utilizados metanol e água destilada para produzir cuidadosamente as soluções de DPPH e de ácido ascórbico, respetivamente. Foram vertidos 4 ml da solução de DPPH num tubo de ensaio para criar o controlo negativo. Por outro lado, 4 ml de solução de DPPH foram misturados com 200 µl de solução de ácido ascórbico como controlo positivo. Foram adicionados 200µl de cada amostra a 4ml de solução de DPPH em diferentes tubos de ensaio para formar as amostras que foram objeto do inquérito. Após a preparação, os tubos de ensaio foram cuidadosamente incubados durante uma hora num ambiente escuro para permitir a conclusão da reação. Em seguida, utilizando o metanol como branco, efectuaram-se medições da densidade ótica (DO) a 517 nm. Estes valores de densidade ótica (DO) foram componentes críticos no cálculo da atividade antioxidante exibida pelas amostras, oferecendo informações sobre as suas possíveis qualidades medicinais ou protectoras do stress oxidativo.

$$\text{Antioxidant Activity} = 100 - \left[\frac{(\text{Absorbance of Sample} - \text{Absorbance of Blank}) \times 100}{\text{Absorbance of Negative Control}}\right]$$

5.2.7. Hemocompatibilidade

Os testes de hemocompatibilidade são essenciais para determinar se as amostras médicas são compatíveis com o sangue. Os princípios dos testes de hemocompatibilidade baseiam-se na avaliação das interações entre o sangue e a superfície do material. A hemólise, a ativação do complemento, a ativação plaquetária e a coagulação do sangue são algumas destas interações. Para garantir que o material não provoca reacções nocivas, como a formação de coágulos ou danos nas células sanguíneas, os testes são concebidos para imitar as circunstâncias que existem no corpo humano quando este se encontra com o sangue. Os testes de hemocompatibilidade contribuem para a segurança e eficácia de produtos farmacêuticos e outros artigos destinados a serem utilizados no sistema circulatório. Duas a três gotas de sangue foram adicionadas a tubos Eppendorf juntamente com EDTA para evitar a coagulação do sangue, e os tubos foram depois enchidos até 1,5 ml com soro fisiológico. Foram utilizados 100µl da solução de sangue salino como controlo positivo e 100µl de HCl 0,1N foram adicionados a 100µl da solução de sangue salino para servir de controlo negativo. Em seguida, 100µl de cada amostra foram colocados num tubo diferente e, depois, foram adicionados 100µl de solução salina de sangue. Durante dez minutos, todos os tubos Eppendorf foram centrifugados a 3000rpm. Após a centrifugação, o sobrenadante foi recolhido e, utilizando um espetrofotómetro regulado para medir os valores de densidade ótica (DO) a 545 nm, utilizou-se a solução salina como branco. Este cenário experimental permitiu avaliar vários factores, que permitiram conhecer as caraterísticas e os atributos das amostras de sangue em estudo.

$$\text{Hemolysis} = \left(\frac{\text{OD of Test Sample} - \text{OD of Negative Control}}{\text{OD of Positive Control} - \text{OD of Negative Control}} \right) \times 100$$

Hemocompatibilidade= 100 - Hemólise

5.2.8. Atividade anticancerígena por ensaio MTT

O ensaio MTT é um ensaio colorimétrico que mede a redução do brometo de 3-(4,5-dimetiazol-2-il)-2,5-difenil tetrazólio amarelo (MTT) pela succinato desidrogenase mitocondrial. O ensaio depende do número de células presentes e, partindo do princípio de que as células mortas ou os seus produtos não reduzem o tetrazólio. O MTT entra nas células e passa para as mitocôndrias, onde é reduzido a cristais de formazan insolúveis, de cor púrpura escura. As células são então solubilizadas com DMSO e o reagente formazan solubilizado e libertado é medido espectrofotometricamente a 570 nm. A viabilidade celular foi avaliada pelo ensaio MTT com cinco concentrações de composto em triplicado. As células foram tripsinizadas e o ensaio de azul de tripan foi realizado para conhecer as células viáveis na suspensão celular. As células foram contadas por hemocitómetro e semeadas a uma densidade de 5,0 X 10 ^{3} células / poço em 100 µl de meio de cultura em placas de 96 poços e incubadas durante a noite a 37 ^{0} C. Após a incubação, retirou-se o meio antigo e adicionou-se meio fresco 100 µl com diferentes concentrações de composto em poços representados em 96 placas. Após 48 horas, descartar a solução e adicionar o meio fresco com solução MTT (0,5mg/mL^{-1}) foi adicionado a cada poço e as placas foram incubadas a 37 ^{0} C durante 3 horas. No final do tempo de incubação, formam-se precipitados devido à redução do sal MTT a cristais de cromóforo formazan pelas células com mitocôndrias metabolicamente activas. A densidade ótica dos cristais solubilizados em DMSO foi medida a 570 nm num leitor de microplacas. A percentagem de inibição do crescimento foi calculada utilizando a seguinte fórmula.

$$\% \text{ Inhibition} = \frac{100\ (\text{Control} - \text{Treatment})}{\text{Control}}$$

O valor IC50 foi determinado utilizando a equação de regressão linear, ou seja, y= mx+c. Aqui, y= 50, os valores m e c foram obtidos a partir do gráfico de viabilidade.

6. RESULTADOS E DISCUSSÃO

Extração e filtração da mucilagem das sementes de linho e redução química do nitrato de prata a prata devido à presença de compostos fenólicos que actuam como agentes redutores.

6.1 Caracterização por espetroscopia UV-Vis

As densidades ópticas das amostras são medidas a 200-550nm utilizando a espetroscopia UV-Vis.

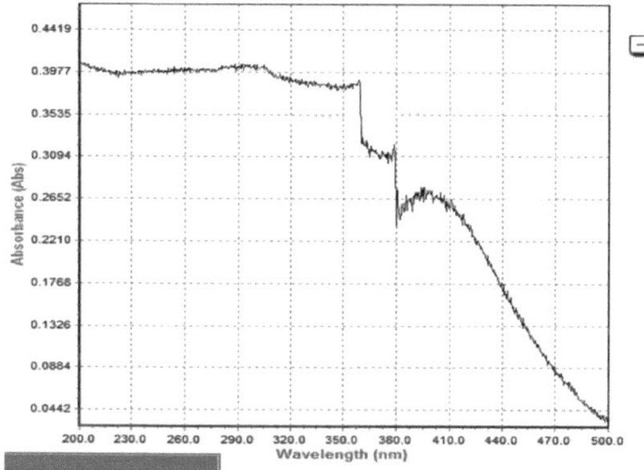

Figura 6.1: Gráfico de espetroscopia UV-Vis da amostra com concentração de 1mM de AgNO3.

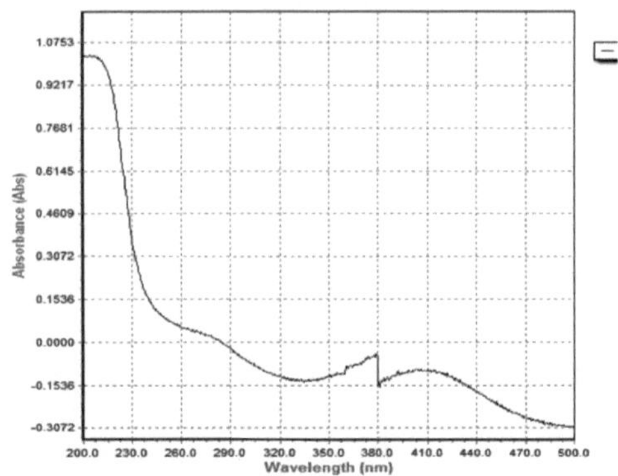

Figura 6.2: Gráfico de espetroscopia UV-Vis da amostra que contém uma concentração de 2 mM de AgNO3.

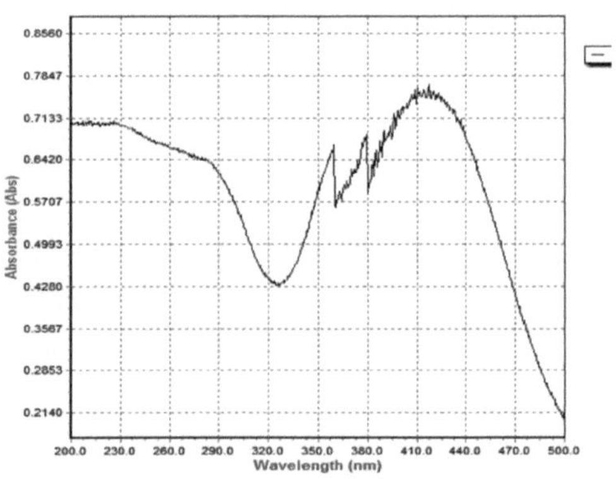

Figura 6.3: Gráfico de espetroscopia UV-Vis da amostra que contém uma concentração de 3 mM de AgNO3.

Tabela 6.1: Observação dos valores de DO para as amostras na espetroscopia UV-Vis.

Concentração	Valores de DO a 200-550nm
1mM	382,5nm
2mM	409,2nm
3mM	414,5nm

O valor λmax da prata é de aproximadamente 400nm. Como o valor de DO de cada uma das amostras varia entre 380-415nm, isso significa que o AgNO3 é convertido em prata.

6.2. Análise da distribuição de tamanhos utilizando TEM (Microscopia Eletrónica de Transmissão)

A microscopia eletrónica de transmissão (TEM) é uma ferramenta poderosa para a análise da distribuição do tamanho das nanopartículas. Cada amostra contendo concentrações de 1mM, 2mM e 3mM de nanopartículas de prata foi enviada para análise TEM.

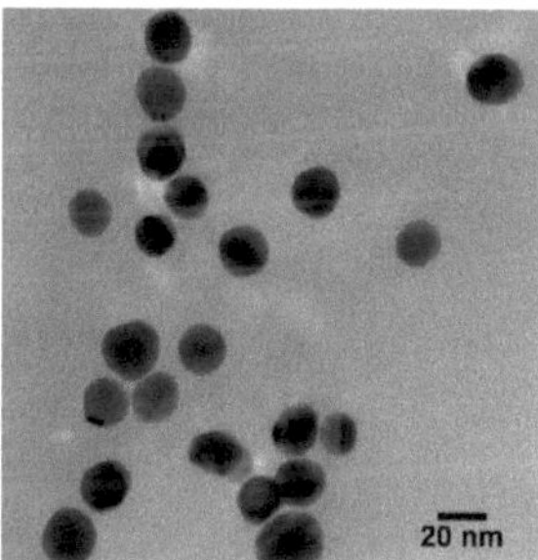

Figura 6.4: Imagem TEM do fármaco mitomicina revestido com quitosano encapsulado em 1mM de nanoesferas de prata.

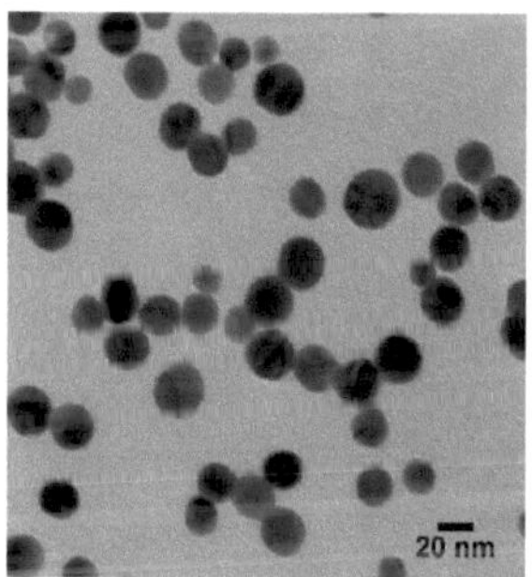

Figura 6.5: Imagem TEM do fármaco mitomicina revestido com quitosano encapsulado em 2 mM de nanoesferas de prata.

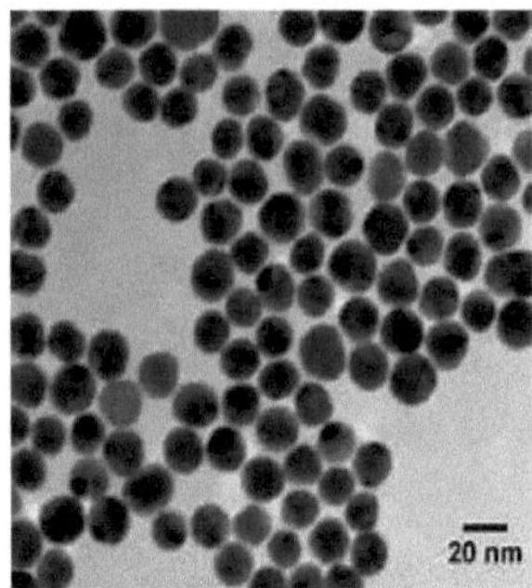

Figura 6.6: Imagem TEM do fármaco mitomicina revestido com quitosano encapsulado em 3 mM de nanoesferas de prata.

As nanoesferas formadas têm um tamanho médio de 20 nm de diâmetro e as manchas escuras representam as nanoesferas de prata. Estas parecem pequenas e esféricas, com uma superfície lisa. A área mais clara à volta dos pontos escuros pode ser o revestimento de quitosano. O quitosano é um biopolímero que pode ser utilizado para revestir nanopartículas. Formou-se um grande número de nanoesferas uniformes na solução com uma concentração de prata de 3 mM.

6.3. Ensaio de Antioxidantes

O ensaio DPPH (2,2-difenil-1-picrilhidrazil) visa especificamente um mecanismo-chave da atividade antioxidante - a eliminação de radicais livres. Os radicais livres são moléculas instáveis com electrões não emparelhados que podem danificar as células e contribuir para várias complicações.

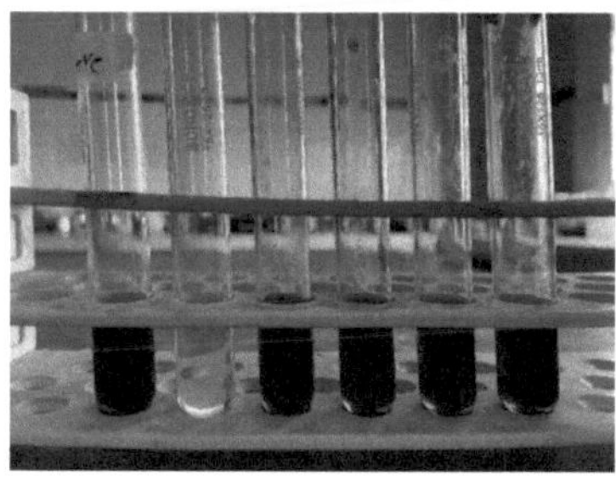

Figura 6.7: Amostras com DPPH para ensaio antioxidante

Tabela 6.2: Resultados obtidos com o ensaio anti-oxidante

Amostra	DO a 517nm	Atividade Antioxidante
Em branco	0	
Controlo positivo	0.123	
Controlo negativo	1.549	
Controlo	1.530	1.013
1mM	1.475	4.777
2mM	1.476	4.712
3mM	1.467	5.293

Quanto mais elevado for o valor da atividade antioxidante, maior é a capacidade de neutralizar os radicais livres. Os resultados da concentração de 3mM mostraram o valor mais elevado da atividade antioxidante de 5,923, o que significa que os danos adicionais das células podem ser mais limitados.

6.4. Teste de hemocompatibilidade

Os testes de hemocompatibilidade avaliam a forma como um material interage com o sangue. Garante que os dispositivos médicos não causam coagulação do sangue, destruição de células ou inflamação.

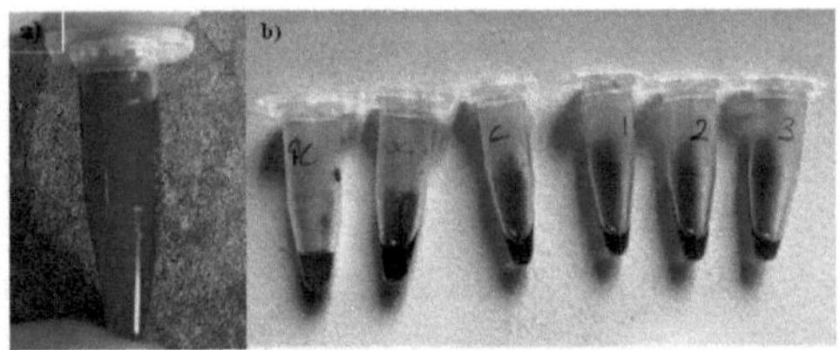

Figura 6.8: a) Solução salina e sangue em tubo Eppendorf b) Amostras com sangue para teste de hemocompatibilidade

Tabela 6.3: Resultados obtidos na realização do teste de hemocompatibilidade.

Amostra	DO a 545nm	Hemocompatibilidade
Em branco	0	
Controlo positivo	0.100	
Controlo negativo	0.134	
Controlo	0.130	88.24
1mM	0.132	94.12
2mM	0.124	70.18
3mM	0.105	52.95

O branco, o controlo positivo e o controlo negativo têm valores em torno de 0,1, o que é esperado. As amostras com concentrações de 2mM e 3mM apresentam uma DO e uma percentagem inferiores às da concentração de 1mM, indicando uma menor hemocompatibilidade. A concentração 1mM tem a maior DO (0,132) e percentagem (94,12), sugerindo a melhor hemocompatibilidade entre as amostras testadas nesta experiência. Uma das principais razões para este resultado é que a prata em geral contribui para a formação de coágulos devido à agregação plaquetária e à inflamação.

6.5. Ensaio de libertação sustentada de fármacos

6.6. Ensaio de citotoxicidade in vitro em linhas celulares de cancro do pulmão (ensaio MTT)

Os compostos tratados com as células A549, mostrando os valores IC50, são os seguintes na tabela fornecida.

Tabela 6.5: Resultados globais do ensaio MTT.

S. Não	Nome da amostra	IC50 (µM)
		A549
1	Controlo	95.49
2	1mM	85.60
3	2mM	75.29
4	3mM	58.76
5	Cisplatina	13.27

(A)

Controlo

Concentração (µM)	Absorvância a 570nm	% Inibição	% Viabilidade	IC50 (µM)
5	0.636	2.45	97.57	
10	0.617	5.36	94.64	
25	0.564	13.49	86.51	
50	0.451	30.82	69.18	
100	0.323	50.46	49.54	95.49
não tratado	0.652	0	0	

(B)

1mM

Concentração (μM)	Absorvância a 570nm	% Inibição	% Viabilidade	IC50 (μM)
5	0.621	4.75	95.25	85.6
10	0.592	9.2	90.8	
25	0.546	16.25	83.75	
50	0.424	34.96	65.04	
100	0.287	55.98	44.02	
Não tratado	0.652	0	100	
Em branco	0	0	0	

(C)

2Mm

Concentração (μM)	Absorvância a 570nm	% Inibição	% Viabilidade	IC50 (μM)
5	0.608	6.74	93.26	75.29
10	0.584	10.42	89.58	
25	0.527	19.17	80.83	
50	0.398	38.95	61.05	
100	0.241	63.03	36.97	
Não tratado	0.652	0	100	
Em branco	0	0	0	

(D)

3mM

Concentração (μM)	Absorvância a 570nm	% Inibição	% Viabilidade	IC50 (μM)
5	0.596	8.58	91.42	58.76
10	0.568	12.88	87.12	
25	0.472	27.6	72.4	
50	0.285	56.28	43.72	
100	0.178	72.69	27.31	
Não tratado	0.652	0	100	
Em branco	0	0	0	

Quadro 6.6 : A) Amostra de controlo

B) Amostra 1mM

C) Amostra 2mM

D) Amostra 3mM

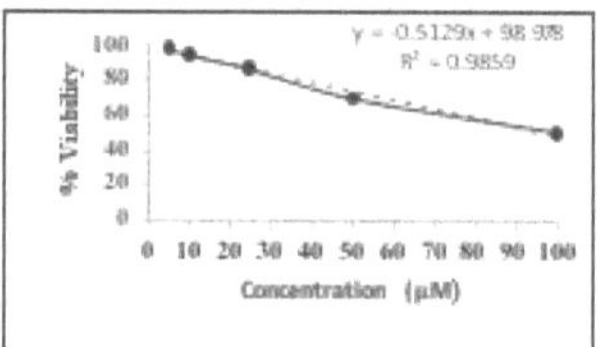

Figure 6.10: Graph of viability percentage of control sample

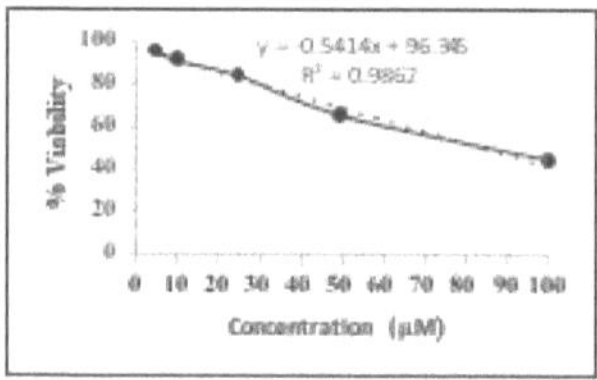

Figure 6.11: Graph of viability percentage of 1mM sample

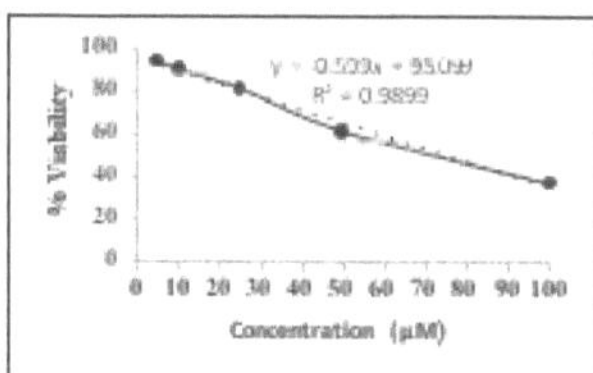

Figure 6.12: Graph of viability percentage of 2mM sample

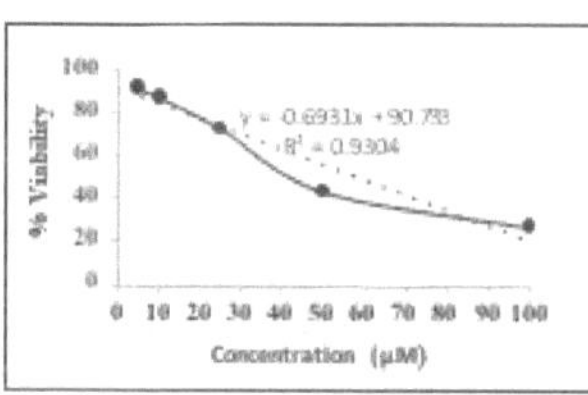

Figure 6.13: Graph of viability percentage of 3mM sample

7. PERSPECTIVAS FUTURAS

O fabrico de nanoesferas de prata a partir de mucilagem de sementes de linho oferece uma direção fascinante com possibilidades futuras brilhantes. Com a sua engenharia precisa para aumentar a biodisponibilidade, as nanoestruturas são muito promissoras para a administração de medicamentos e aplicações terapêuticas direcionadas. A extensão e a taxa a que o princípio ativo ou a fração ativa da mitomicina é absorvida pelo organismo e disponibilizada no local de ação do fármaco estão ainda por determinar. Os testes in vivo em animais são uma área de interesse fundamental para podermos explorar melhor esta disciplina, uma vez que fornecem informações vitais sobre a eficácia e a segurança destas nanoesferas de prata sintetizadas em seres vivos. Estas investigações podem levar à tradução clínica e, ao mesmo tempo, validar o seu potencial terapêutico. Além disso, é fundamental diferentes esquemas de dosagem e concentrações para maximizar os benefícios terapêuticos e reduzir os efeitos secundários. Podemos também concentrar-nos na medicina personalizada, em que o nível de dosagem/concentração do medicamento pode ser alterado de acordo com o metabolismo de cada doente. A síntese de nanoesferas de prata para a terapia do cancro do pulmão está destinada a transformar os avanços terapêuticos através de testes e otimização cuidadosos, prometendo terapias mais eficientes e personalizadas na luta contra o cancro do pulmão.

8. CONCLUSÃO

Um avanço notável e sustentável no domínio da nanomedicina é a produção de nanoesferas de prata a partir de sementes de linhaça e a sua utilização na terapia específica do cancro do pulmão. Com a ajuda deste estudo, foram produzidas com êxito nanoesferas de prata utilizando as qualidades especiais das sementes de linhaça como modelo natural. Esta abordagem de síntese ecológica tem várias vantagens, tais como ser amiga do ambiente, biocompatível e ter um impacto ambiental muito menor. A funcionalização destas nanoesferas de prata para melhorar a sua estabilidade e biocompatibilidade é uma das partes mais fascinantes desta investigação. A administração controlada e orientada de medicamentos é possível através da infusão destas nanoesferas com mitomicina, um poderoso agente de quimioterapia para o cancro do pulmão. Esta estratégia é particularmente encorajadora, uma vez que pode diminuir a toxicidade sistémica e aumentar a eficácia terapêutica do medicamento. Ao inibir eficazmente a proliferação de células cancerígenas do pulmão, os testes in vitro validaram ainda mais o potencial destas nanoesferas de prata carregadas com mitomicina e realçaram a sua importância como método robusto de administração de medicamentos para a terapia do cancro do pulmão.

9. REFERÊNCIAS

1. Afzal, O., Altamimi, A. S., Nadeem, M. S., Alzarea, S. I., Almalki, W. H., Tariq, A.,& Kazmi, I. (2022). Nanopartículas na entrega de medicamentos: Da história às aplicações terapêuticas. Nanomaterials, 12(24), 4494.

2. Sim, S., & Wong, N. K. (2021). Nanotecnologia e seu uso em imagens e entrega de medicamentos. Biomedical reports, 14(5), 1-9.

3. Halwani, A. A. (2022). Desenvolvimento de nanomedicamentos farmacêuticos: da bancada para o mercado. Pharmaceutics, 14(1), 106.

4. Younis, M. A., Tawfeek, H. M., Abdellatif, A. A., Abdel-Aleem, J. A., & Harashima, H. (2022). Tradução clínica de nanomedicamentos: Challenges, opportunities, and keys. Advanced Drug Delivery Reviews, 181, 114083.

5. Vallabani, N. S., & Singh, S. (2018). Avanços recentes e perspectivas futuras de nanopartículas de óxido de ferro em biomedicina e diagnóstico. 3 Biotech, 8(6), 279.

6. Leon, L., Chung, E. J., & Rinaldi, C. (2020). Uma breve história da nanotecnologia e introdução às nanopartículas para aplicações biomédicas. Em Nanoparticles for Biomedical Applications (pp. 1-4). Elsevier.

7. Bhushan, B. (2016). Introduction to nanotechnology: History, status, and importance of nanoscience and nanotechnology education. Global perspectives of nanoscience and engineering education, 1-31.

8. Gavas, S., Quazi, S., & Karpiński, T. M. (2021). Nanopartículas para terapia do câncer: progresso e desafios atuais. Cartas de pesquisa em nanoescala, 16 (1), 173.

9. Alavi, M., & Webster, T. J. (2021). Progresso recente e desafios para a microesfera polimérica em comparação com os sistemas de liberação de drogas da nanoesfera: Existe uma diferença real? Bioorganic & Medicinal Chemistry, 33, 116028.

10. Zhang, C., Yan, L., Wang, X., Zhu, S., Chen, C., Gu, Z., & Zhao, Y. (2020).

Progresso, desafios e futuro da nanomedicina. Nano Today, 35, 101008. doi:10.1016/j.nantod.2020.101008

11. Díez, N., Sevilla, M., & Fuertes, A. B. (2021). Nanoesferas de carbono densas (não ocas): síntese e aplicações eletroquímicas de energia. Materials Today Nano, 16, 100147.

12. Patra, J. K., Das, G., Fraceto, L. F., Campos, E. V. R., Rodriguez-Torres, M. D. P., Acosta-Torres, L. S., Diaz-Torres, L. A., Grillo, R., Swamy, M. K., Sharma, S., Habtemariam, S., & Shin, H. S. (2018). Sistemas de administração de medicamentos baseados em nano: desenvolvimentos recentes e perspectivas futuras. Jornal de Nanobiotecnologia, 16,

71. https://doi.org/10.1186/s12951-018-0392-8

13. Kianfar, E. (2021). Nanopartículas de proteína na entrega de medicamentos: proteína animal, proteínas vegetais e gaiolas de proteína, nanopartículas de albumina. Jornal de Nanobiotecnologia, 19(1), 159.

14. Yu, Z., Gao, L., Chen, K., Zhang, W., Zhang, Q., Li, Q., & Hu, K. (2021). Nanopartículas: uma nova abordagem para atualizar o diagnóstico e o tratamento do câncer. Cartas de pesquisa em nanoescala, 16(1), 88.

15. Yonezawa, S., Koide, H., & Asai, T. (2020). Avanços recentes na entrega de siRNA mediada por nanopartículas à base de lipídios. Revisões avançadas de entrega de medicamentos, 154, 64- 78.

16. Neek, M., Kim, T. I., & Wang, S. W. (2019). Nanopartículas à base de proteínas no desenvolvimento de vacinas contra o câncer. Nanomedicina. Nanotecnologia, Biologia e Medicina, 15(1), 164-174.

17. Tabasum, S., Younas, M., Zaeem, M. A., Majeed, I., Majeed, M., Noreen, A., & Zia, K. M. (2019). Uma revisão sobre a mistura de amido de milho com polímeros naturais e sintéticos e nanopartículas inorgânicas com modelagem matemática. Revista internacional de macromoléculas biológicas, 122, 969-996.

18. Ghosh, B., & Biswas, S. (2021). Micelas poliméricas na terapia do câncer: Estado da arte. Journal of Controlled Release, 332, 127-147.

19. Li, H., Sun, J., Zhu, H., Wu, H., Zhang, H., Gu, Z., & Luo, K. (2021). Avanços recentes no desenvolvimento de nanomedicinas à base de polímero dendrítico para o diagnóstico do câncer. Revisões Interdisciplinares Wiley: Nanomedicina e Nanobiotecnologia, 13(2), e1670.

20. Jamkhande, P. G., Ghule, N. W., Bamer, A. H., & Kalaskar, M. G. (2019). Síntese de nanopartículas metálicas: Uma visão geral dos métodos de preparação, vantagens e desvantagens e aplicações. Jornal de ciência e tecnologia de entrega de medicamentos, 53, 101174.

21. Eivazzadeh-Keihan, R., Chenab, K. K., Taheri-Ledari, R., Mosafer, J., Hashemi, S. M., Mokhtarzadeh, A., ... & Hamblin, M. R. (2020). Avanços recentes na aplicação de nanomateriais à base de sílica mesoporosa para engenharia de tecido ósseo. Ciência e Engenharia de Materiais: C, 107, 110267.

22. Mehmandoust, M., Erk, N., Karaman, O., Karimi, F., Bijad, M., & Karaman, C. (2021). Óxido de grafeno reduzido poroso tridimensional decorado com pontos quânticos de carbono e nanopartículas de platina para determinação altamente seletiva do composto corante azo tartrazina. Food and Chemical Toxicology, 158, 112698.

23. Nguyen, M. N., Weidler, P. G., Schwaiger, R., & Schäfer, A. I. (2021). Interações entre nanopartículas à base de carbono e micropoluentes de hormônios esteróides na água. Journal of Hazardous Materials, 402, 122929.

24. Jose, J., Kumar, R., Harilal, S., Mathew, G. E., Parambi, D. G. T., Prabhu, A.,& Mathew, B. (2020). Nanopartículas magnéticas para hipertermia no tratamento do cancro: uma ferramenta emergente. Ciência Ambiental e Investigação sobre Poluição, 27, 19214- 19225.

25. Sur, S., Rathore, A., Dave, V., Reddy, K. R., Chouhan, R. S., & Sadhu, V. (2019). Desenvolvimentos recentes em nanopartículas de polímero funcionalizado para um sistema eficiente de administração de medicamentos. Nano-estruturas e nano-objetos, 20, 100397.4

26. Sharma, P., Mehta, M., Dhanjal, D. S., Kaur, S., Gupta, G., Singh, H., ... & Satija, S. (2019). Tendências emergentes nas novas abordagens de entrega de medicamentos para o tratamento do cancro do pulmão. Interações químico-biológicas, 309, 108720.

27. Gavas, S., Quazi, S., & Karpiński, T. M. (2021). Nanopartículas para terapia do câncer: progresso e desafios atuais. Cartas de pesquisa em nanoescala, 16 (1), 173.

28. Patel, J. K., & Patel, A. P. (2019). Direcionamento passivo de nanopartículas para o câncer. Modificação da superfície de nanopartículas para entrega de medicamentos direcionados, 125- 143.

29. Narum, S. M., Le, T., Le, D. P., Lee, J. C., Donahue, N. D., Yang, W., & Wilhelm, S. (2020). Segmentação passiva em nanomedicina: conceitos fundamentais, interações corporais e potencial clínico. Em Nanopartículas para aplicações biomédicas (pp. 37-53). Elsevier.

30. Szczepanowicz, K., Bzowska, M., Kruk, T., Karabasz, A., Bereta, J., & Warszynski, P. (2016). Nanopartículas de polieletrólito peguilado contendo paclitaxel como um candidato promissor para transportadores de drogas para direcionamento passivo. Colloids and Surfaces B: Biointerfaces, 143, 463-471.

31. Gu, W., Meng, F., Haag, R., & Zhong, Z. (2021). Nanomedicinas ativamente direcionadas para terapia de precisão do câncer: Conceito, construção, desafios e tradução clínica. Jornal de libertação controlada, 329, 676-695.

32. Xu, R., Sui, J., Zhao, M., Yang, Y., Tong, L., Liu, Y., ... & Zhang, X. (2022).Inibição direcionada de células de cancro da mama HER-2 positivas por nanopartículas de pululano-doxorrubicina funcionalizadas com trastuzumab. Polymer Testing, 113, 107669

33. Gavas, S., Quazi, S., & Karpiński, T. M. (2021). Nanopartículas para terapia do câncer: progresso e desafios atuais. Cartas de pesquisa em nanoescala, 16 (1), 173.

34. Mirza, Z., & Karim, S. (2021, fevereiro). Liberação de drogas baseada em nanopartículas e terapia genética para câncer de mama: Avanços recentes e desafios futuros. Em Seminários em biologia do câncer (Vol. 69, pp. 226-237). Imprensa académica.
35. Karmous, I., Pandey, A., Haj, K. B., & Chaoui, A. (2020). Eficiência do nanopartículas sintetizadas verdes como novas ferramentas na terapia do câncer: percepções sobre nanopartículas de bioengenharia baseadas em plantas, propriedades biofísicas e papéis anticâncer. Pesquisa de elementos traços biológicos, 196, 330-342.
36. Kim, J., Li, S., Zhang, S., & Wang, J. (2022). Nanopartículas semelhantes a exossomos derivados de plantas e suas atividades terapêuticas. Jornal Asiático de Ciências Farmacêuticas, 17(1), 53-69.
37. Kolawole, O. M., Lau, W. M., & Khutoryanskiy, V. V. (2019). Sistemas mucoadesivos gelificantes in situ de quitosana / β-glicerofosfato para administração intravesical de mitomicina-C. Revista internacional de produtos farmacêuticos: X, 1, 100007.
38. Garnica-Romo, M. G., Coria-Caballero, V., Tranquilino-Rodríguez, E., Dasgupta-Schubert, N., Villicaña-Méndez, M., Agarwal, V., & Martínez-Flores, H. E. (2021). Método ecológico para a síntese, caraterização e efeito antimicrobiano de nanopartículas de prata produzidas e estabilizadas com uma mistura de mucilagem/proteínas extraídas da linhaça. Jornal de Polímeros e Materiais Inorgânicos e Organometálicos, 31, 3406-3415.
39. Mottaghitalab, F., Farokhi, M., Fatahi, Y., Atyabi, F., & Dinarvand, R. (2019). Novos insights sobre o design de nanopartículas híbridas para câncer de pulmão: Diagnóstico e tratamento. Jornal de liberação controlada, 295, 250-267.
40. Yee Kuen, C., & Masarudin, M. J. (2022). Sistema baseado em nanopartículas de quitosana: Uma nova visão sobre o promissor sistema de libertação controlada para o tratamento do cancro do pulmão. Molecules, 27(2), 473.

41. Carrasco-Esteban, E., Domínguez-Rullán, J. A., Barrionuevo-Castillo, P., Pelari-Mici, L., Leaman, O., Sastre-Gallego, S., & López-Campos, F. (2021). Papel atual das nanopartículas no tratamento do câncer de pulmão. Jornal de Pesquisa Clínica e Translacional, 7(2), 140.

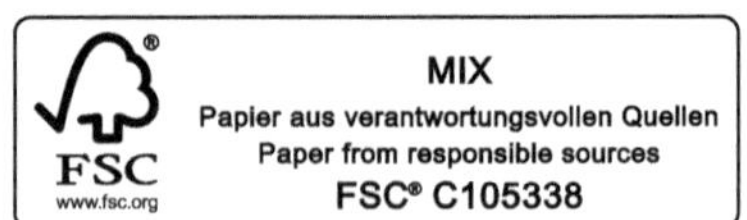

Printed by Books on Demand GmbH, Norderstedt / Germany